LA GANGRENE GAZEUSE

EN ALLEMAGNE

LA
GANGRÈNE GAZEUSE
EN ALLEMAGNE

PAR LE

Docteur ÉMILE DUTERTRE

Médecin major de première classe de l'armée territoriale.
Ex-médecin chef de l'hôpital de Douai (2 août-1er novembre 1914).
(*Actuellement médecin à l'hôpital Dominique Larrey, à Versailles.*)
Médecin en chef de l'hôpital civil de Boulogne-sur-Mer.
Membre correspondant national de la Société de médecine de Paris, etc.

A. MALOINE ET FILS, ÉDITEURS

27, RUE DE L'ÉCOLE-DE-MÉDECINE, 27

PARIS, Septembre 1915

LA GANGRÈNE GAZEUSE

EN ALLEMAGNE[1]

La gangrène gazeuse est la maladie infectieuse des plaies la plus redoutée à la guerre (*die gefurchteste Wundinfektionskrankheit*), a dit W. Armknecht, de Worms.

Parmi les complications des blessures que l'on observe sur le champ de bataille, une des plus importantes est la gangrène gazeuse, complication grave par son caractère malin et par sa tendance à un rapide envahissement (Seefish).

Le professeur Madelung, de Strasbourg, a ajouté : « L'ap-

[1]. Pendant les neuf mois que j'ai passés comme *prisonnier de guerre*, dans la citadelle de Mayence et au camp de Friedberg (Hesse) *en violation de la Convention de Genève*, j'ai consacré les loisirs trop nombreux de cette villégiature forcée à traduire des articles de journaux de médecine allemands. Je pense qu'en ce moment où l'on ne peut se procurer ces journaux, c'est faire quand même œuvre patriotique que de porter à la connaissance des médecins français le résultat des nombreuses observations que les médecins allemands ont pu faire sur certaines maladies, grâce au nombre immense de blessés qu'ils ont été appelés à soigner (sous peu, paraîtra un autre fascicule de même nature sur le « traitement du tétanos »).

parition de la gangrène gazeuse, cette complication des plaies est particulière à cette guerre actuelle. Les médecins des ennemis de l'Allemagne s'en sont occupés d'aussi bonne heure et aussi sérieusement que nous. »

Payr, de Leipzig, et Eug. Fraenkel reconnaissent aussi la rareté de la gangrène gazeuse en temps de paix et sa fréquence dans la guerre de nos jours, surtout dans les blessures par éclats d'obus. Cette complication, dit Payr, non seulement menace la partie atteinte mais encore met la vie en grand danger.

Le docteur Seefish a observé des cas de gangrène gazeuse surtout pendant les combats sur la Sambre et en France pendant les batailles de l'Aisne.

Le docteur Tuffier, en France, a vu la gangrène gazeuse se développer d'une façon aussi menaçante après les combats dans les Vosges.

La gangrène gazeuse est connue en Allemagne sous les noms de *Gasphlegmone, Gasbrand, Gasgangrän, Emphysema malignum, Gasbazillensepsis*, suivant la période de son évolution.

Microbes de la gangrène gazeuse. — Eugène Fraenkel a démontré que la gangrène gazeuse était due au développement d'un microbe anaérobie auquel il a donné le nom de *bacillus phelgmones emphysematosæ*. (*Démontrationen zum Gasbazillus*, 12 nov. 1912. Voir *M. m. W.*, 1913. 3.)

En Allemagne, on appelle ce bacille, bacille de Fraenkel

ou *gasbazillus* (gazbacille). Ce dernier nom indique la propriété la plus en vue de ce microbe, celle de développer des vésicules gazeuses dans les tissus qu'il envahit. D'où le non de gangrène gazeuse.

En 1895, Kornig disait encore que le sang oxygéné ne laissait pas croître les germes anaérobies et Sachs pouvait aussi conclure que le *gasbazillus* ne comptait pas dans la pathologie humaine.

Schottmuller eut le mérite d'indiquer l'importance clinique des germes anaérobies dans le sang.

Bingold, en 1914, a publié un travail dans lequel il résume cent trente cas d'affections produites par le *bazillus aerogenes capsulatus*. Le pronostic de ces affections lui parait favorable, mais les travaux de Fraenkel, Schottmuller, Heynemann, Lindemann, etc., montrent, au contraire, le caractère dangereux et parfois « léthal » de ces affections.

Au point de vue de la fréquence des affections microbiennes, Heynemann met en première ligne le streptocoque et en deuxième ligne, mais loin en arrière, le staphylocoque. A côté du staphylocoque, il range le *bazillus aerogenes capsulatus* (le bacille de la gangrène gazeuse). On doit, dit-il, penser à ce dernier microbe quand l'urine prend une coloration sanglante.

Korbs, dans un cas de gasphlegmone, a pu isoler un bacille anaérobie dont l'une des extrémités montrait une vacuole (spore). Ce bacille était entouré d'une vésicule gazeuse. Lorsqu'on le cultivait sur l'agar, la culture s'accompagnait de production de gaz à odeur spécifique.

En 1892, Fraenkel isola un microbe anaérobie que l'on retrouva dans tous les cas de gangrène gazeuse observés dans les diverses parties du monde.

Le gazbacille de Fraenkel ne produit des spores qu'exceptionnellement. Transporté dans des bouillons de culture renfermant du sucre de raisin ou d'autres substances réduisantes (formiates de soude), il s'y développe en produisant des vésicules gazeuses. Son développement se fait surtout à la température du corps. Il se fait aussi à la température de la chambre, mais il nécessite alors un temps beaucoup plus long. Il liquéfie la gélatine et fait cailler le lait, tout en créant une vive production de gaz.

C'est un bacille, court, épais, assez grossier. On le dévoile avec toutes les couleurs d'aniline, avec le gram et surtout par la méthode des baguettes, « tingiriendes » de Weigert, qui permet de la reconnaître sans peine dans les préparations aplaties de tissus malades. Il se distingue du bacille du charbon pas ses extrémités arrondies et non coupées obliquement comme celles du bacille charbonneux. Le bacille de l'œdème malin se distingue de lui par sa gracilité. Avec une solution légère de fuchsine phénolée servant à la coloration des préparations aplaties, on peut déjà, lorsqu'on en a l'habitude, faire un diagnostic différentiel probable entre la gangène gazeuse, le charbon et l'œdème malin.

Ghon, Sachs et von Hibler ont trouvé, dans des cas de gangrène gazeuse chez l'homme, des bacilles qui diffèrent du bacille de Fraenkel par leur culture et par les expériences sur les animaux. L'on ne sait encore rien de bien certain sur la fréquence de leur apparition dans ces cas.

De toutes les observations publiées, il résulte, sans aucune exception, ce fait que la gangrène gazeuse est produite par des anaérobies. Il ne faut pas cependant admettre qu'elle puisse être produite par le *proteus Hauseri* (surtout chez les diabétiques) ou par des colibacilles. Ces derniers microbes jouent un rôle tout à fait subordonné au point de vue de l'étiologie de cette affection. On peut, dans le cas de gangrène gazeuse chez l'homme, trouver toutes les espèces de microbes qui se développent sur la terre, le lait décomposé et sur les détritus des organes humains ou animaux. Ces microbes reproduisent sur les animaux en expérience l'aspect de la maladie qui se développe spontanément chez l'homme. Si l'on tient compte de ce fait, on comprend le nombre considérable de microbes que des auteurs isolés ont décrit comme cause de la gangrène gazeuse.

Fraenkel fait néanmoins remarquer qu'il y a des cas ayant toute l'apparence clinique de la gangrène gazeuse, que l'on doit cependant, au point de vue étiologique, distinguer et séparer de cette affection. Dans ces cas, les cultures de recherche faites avec les produits de la maladie révèlent l'existence de bacilles différant essentiellement du bacille de la gangrène gazeuse. Ce fait s'observe dans le soi-disant œdème malin qui ressemble à l'œdème charbonneux. Cet œdème, tantôt séreux tantôt sanguinolent, attaque le tissu cellulaire sous-cutané et le tissu musculaire lui-même. Dans cette affection, on peut parfois constater l'existence de toutes petites vésicules gazeuses, mais ces petites vésicules diffèrent entièrement des grosses vésicules qui caractérisent la gangrène gazeuse. Les cultures chez les animaux permettent de différencier ces deux processus et de séparer ces deux maladies. Pour la gangrène gazeuse, c'est le cochon d'Inde qui réagit; pour l'œdème malin, c'est le lapin, ce dernier animal étant, au contraire, réfractaire à la gangrène gazeuse.

Si le diagnostic hésite entre la gangrène gazeuse et l'œdème malin, il suffit d'introduire un fragment de tissu cellulaire sous-cutané ou un fragment de tissu musculaire provenant de la partie malade sous la peau du ventre du cochon d'Inde ou du lapin et, au bout de douze à dix-huit heures, on peut établir le diagnostic d'une façon précise. Dans le cas de gangrène gazeuse, le lapin reste bien portant. Dans le cas d'œdème malin, l'on trouve, au contraire, chez lui, un œdème puissant, large, de l'épaisseur d'un ou de deux doigts, qui, partant du point où on a introduit le tissu suspect, s'étend sur tout le ventre et sur la partie antérieure du thorax. Cet œdème est gélatineux et renferme çà et là des vésicules gazeuses très fines.

Le cochon d'Inde, lui, réagit dans les deux cas; mais, s'il s'agit de l'œdème malin, on constate chez lui un œdème considérable qui prédomine sur la formation des vésicules gazeuses.

Le gazbacille étant un anaéorobie, il n'est pas étonnant qu'il puisse cohabiter avec un autre bacille anaérobie, le bacille du tétanos. Aussi beaucoup de chirurgiens militaires ont-ils signalé la coïncidence de la gangrène gazeuse et du tétanos. Personnellement, le premier malade que j'ai perdu dans la clientèle civile fut un jeune marin qui, atteint de gangrène gazeuse d'une jambe, fut enlevé trente-six heures après par le tétanos.

ÉTIOLOGIE

Fréquence. — En temps de paix, la gangrène gazeuse est rare, et l'on comprend très bien que Schlœssmann ait pu dire que pour beaucoup de chirurgiens elle était un « novum ». Pour ma part, en quarante-trois ans d'études médicale, de clientèle civile et hospitalière, je ne me rappelle que deux cas de gangrène gazeuse, tandis qu'en deux mois de guerre j'ai été appelé à en soigner ou à en voir plusieurs cas.

Les chirurgiens militaires ont signalé de nombreux cas de gangrène gazeuse.

Monckeberg, sur 54 blessés qui sont morts à son hôpital de réserve, a eu 52 morts par infection. Sur ces 52 morts, 30 ont été tués par le tétanos, 4 sont morts de septicémie et 6 de gangrène gazeuse. Dans deux de ces six cas, il y eut en même temps gangrène gazeuse et tétanos.

D'après Wullstein, la gangrène gazeuse fut rare dans la première phase de la guerre, dans la marche sur Paris, la « Marschkrieg », on l'y a à peine vue. Mais, par contre elle est devenue plus fréquente dans la deuxième phase de la guerre dans la guerre de tranchée, la « Stellungkrieg ».

Fraenkel a reçu un avis de deux de ses assistants actuellement sur le front russe. Ils lui écrivaient que la gangrène gazeuse y était extrêmement fréquente.

Par contre, en Angleterre, on a observé surtout des infections slaphylococciques et streptococciques, tandis que, en France, on a plutôt rencontré les bacilles anaérobies du tétanos et de la gangrène gazeuse.

Schlœssmann a reconnu que la forme grave de la gangrène gazeuse était plus commune que les formes bénignes. Cela tenait pour lui à la longue durée (des jours et des nuits) pendant laquelle les blessés étaient restés sans pansement et avaient pu ainsi s'infecter gravement.

Le genre de blessure et l'endroit où siège la blessure semblent avoir une grande importance.

Fraenkel a bien dit : la gangrène gazeuse se montre dans les plaies des parties molles et des os, mais elle peut apparaître aussi, parfois, dans des plaies très légères de la peau où du tissu sous-cutané même à la suite d'une simple injection hypodermique.

Tous les chirurgiens allemands admettent cependant que ce sont surtout les soldats blessés aux extrémités inférieures par des éclats d'obus qui sont le plus exposés à la gangrène gazeuse. Fraenkel reconnaît lui-même que ce sont les plaies par éclats d'obus qui sont surtout infectées par cette complication. Les obus éclatant dans la terre, leurs éclats sont souillés par cette terre et ils transportent les bacilles virulents dans les tissus dans lesquels ils pénètrent.

Franke, d'Heidelberg, a observé de son côté six cas de

gangrène gazeuse à l'hôpital allemand de Longueval, du 29 septembre au 6 octobre. Tous ces cas se montrèrent chez des soldats qui avaient été blessés aux jambes par des projectiles d'artillerie.

Wullstein a constaté aussi que les cas de gangrène gazeuse se rencontraient surtout dans les blessures par éclats d'obus. Il a soigné cependant deux cas de gangrène gazeuse, l'une après une plaie de la mâchoire et l'autre après une injection sous-cutanée.

Kayser, à l'hôpital de campagne 6, du VIe corps d'armée allemand, a eu trois cas de gangrène gazeuse dans des plaies par éclats d'obus.

Kolliker et Basl ont signalé également dans les plaies par éclats d'obus la fréquence de cette redoutable complication.

W. Armknecht a remarqué aussi que cette complication se rencontrait presque exclusivement dans les blessures par obus des extrémités, surtout des extrémités inférieures et la plupart du temps quand il y avait lésion osseuse.

Enfin, Payr a également observé que presque tous les cas de gangrène gazeuse étaient dus à des plaies par des projectiles d'artillerie Cependant, dans les dernières semaines (début de 1915), il a observé quatre à cinq cas de gangrène à la suite de blessures par projectiles d'infanterie. Ces cas coïncidaient avec les mauvais temps ; Payr les attribua à l'humidité des tranchées, à l'impossibilité de se nettoyer le corps et aussi à la saleté croissante des uniformes, toutes causes favorables pour l'infection des plaies.

Il remarqua que, par les temps humides, les infections des plaies se montraient plus rapides et plus malignes que par les temps secs. Cette observation avait déjà été faite par les chirurgiens qui ont suivi les opérations de la guerre des Balkans.

Le 30 décembre 1914, à Lille, dans une de ces réunions de médecins militaires allemands qu'ils appellent « soirs médicaux », eut lieu une discussion assez longue, mais confuse, sur l'étiologie de la gangrène gazeuse. Bien que la seule conclusion que l'on puisse tirer de cette discussion soit que ces médecins militaires paraissaient ignorer plus ou moins l'étiologie de la gangrène gazeuse, je crois cependant utile de la résumer en la disposant de façon à lui donner un peu plus de clarté.

Wullstein raconte avoir vu un cas de gangrène gazeuse dans une plaie sans notable suppuration. Il émit en conséquence une théorie sur l'origine de cette affection. Cette théorie que l'on peut appeler « théorie mécanique » ne tient nullement compte de ce que l'on sait sur l'origine bacillaire de la gangrène gazeuse. Pour Wullstein, la gangrène résulte d'un épanchement plus ou moins considérable de sang sous l'aponévrose. Il se produit alors une tension sous-aponévrotique énorme qui rend la circulation sanguine très difficile et favorise la production de la gangrène. « La preuve, dit Wullstein, c'est qu'une incision, en diminuant la tension, arrête le développement de la gangrène et peut, par suite, empêcher une amputation à laquelle on se préparait déjà. » Nous verrons d'après les travaux de Seefish que les incisions ont en effet souvent un excellent résultat, non parce qu'elles diminuent la tension sous-aponévrotique, mais parce qu'elles permettent l'afflux de l'oxygène dans les tissus attaqués par des bacilles anaérobies. Seefish ajoute, d'ailleurs, que la théorie de Wullstein ne peut s'appliquer aux petites plaies extérieures en seton par balles de fusil. Wullstein, qui reconnaît que parfois l'incision qui diminuait la tension était insuffisante pour empêcher l'amputation, aurait mieux fait de « garder de Conrad le silence prudent ».

Borst abonde dans le même sens que Wullstein. Pour lui, les troubles de la circulation, la stase, la thrombose, sont les principales causes de la gangrène. Il ne distingue pas la gangrène simple de la gangrène gazeuse. La compression sous-aponévrotique produite par un hématome peut favoriser l'apparition de la gangrène. Borst a vu des thromboses dans des cas de congélation amener la gangrène. Il a vu ces mêmes accidents dans des gangrènes infectieuses. Tout en admettant le rôle important joué par les toxines que produisent les bacilles dans les capillaires, il semble ignorer l'existence du bacille de Fraenkel dans la gangrène gazeuse.

Thilemann, qui fut chargé du service chirurgical de l'hôpital de Douai, après la prise de cette ville par les Allemands, pense aussi que la gangrène gazeuse ne résulte que des conditions mécaniques, car lorsque la gangrène n'existe pas encore, les incisions peuvent empêcher son apparition.

Enderlen, pour combattre la théorie de Wullstein, rapporte qu'au début de la guerre il a vu plusieurs cas de gangrène gazeuse produite par de simples balles d'infanterie ; ce fait serait en contradiction avec la théorie de la compression mécanique.

Sauerbruck, de son côté, semble émettre une autre opinion que celle de Wullstein. Il a remarqué que dans les blessures par éclats d'obus les tissus lésés avaient un aspect tout particulier. Ils étaient comme cuits, comme vides de sang. Pour lui, il y avait peut-être là une névrose primaire des tissus sur laquelle se développait la gangrène apparente.

Franz reconnaît qu'aux premiers postes de secours les plaies par obus saignaient moins que les autres plaies. Ces blessures lui ont toutes produit l'impression dont Sauerbruck vient de parler. Dans vingt-huit cas de gangrène, il a vu trois cas de gangrène gazeuse dans la même maison. Dans deux de ces cas, les blessures étaient dues à des balles d'infanterie et ces blessures n'avaient pas éveillé chez lui le soupçon d'avoir été infectées par contact. Il admet cependant que peut-être il y avait eu propagation directe de l'infection. Cette possibilité de transmission directe de la gangrène gazeuse est venue également à l'esprit de Stick.

Heinecke reconnaît enfin que l'action toxique joue le principal rôle dans la gangrène et que cette affection, malgré l'extirpation des tissus infectés et l'ouverture large des plaies, peut envahir les tissus sains périphériques de la plaie.

Cela n'empêche pas Kahler de dire que chez des blessés très misérables l'extirpation des tissus infectés est dangereuse et que, dans de pareils cas, il vaut mieux soigner les plaies avec de la térébenthine.

Enfin Hahn et Kolb font une communication biologique sur le microbe cause de la gangrène gazeuse. Cette communication, comme dit le compte rendu de cette réunion, éclaircit, mais un peu tard les opinions exposées. Elle permet de croire à la possibilité de l'infection dans les salles d'hôpital.

En résumé, cette séance de la réunion des médecins militaires allemands, à Lille, fut confuse, comme nous l'avons dit, car on n'avait pas, au début, distingué la gangrène simple, due à des troubles de la circulation sanguine, de la gangrène gazeuse, due à l'évolution d'un microbe anaérobie et à ses toxines.

Seefish, dans son travail, pense que pour que l'infection par le gazbacille puisse se produire, il faut :

1° La condition mécanique, c'est-à-dire l'attrition violente des tissus avec grave diminution de leur vitalité.

2° La condition infectieuse, c'est-à-dire l'infection de la plaie par la terre, la paille, le fumier de cheval ou les linges sales.

3° La condition thermique, c'est-à-dire la lésion des tissus de la plaie par l'influence prolongée de la chaleur solaire facilitant la putréfaction, ou par l'influence du

froid et de l'humidité résultant d'un long séjour des
blessés à l'air libre avant qu'on ait pu les retirer de la
ligne de feu.

Pour Bingold, la gangrène gazeuse n'est qu'un symptôme apparent de l'infection par le bacille de Fraenkel, de
la gasbazillensepsis.

Pour ma part, je crois que la condition infectieuse
prime toutes les autres. Il faut qu'une plaie soit infectée
par le microbe de Fraenkel, c'est la condition primordiale,
essentielle, toutes les autres conditions ne sont que des
conditions adjuvantes aidant au développement plus ou
moins intense de ce microbe et par suite à la gravité
plus ou moins grande de la maladie. L'un des blessés de
l'hôpital de Douai avait été ramassé aussitôt blessé et con-
duit en automobile à l'hôpital. Cela ne l'empêcha pas
pourtant de faire une gangrène gazeuse grave qui néces-
sita l'amputation de la cuisse.

Variétés de gangrène gazeuse. — La gangrène
gazeuse ne complique pas seulement les plaies de guerre,
on l'observe aussi en obstétrique.

Schottmuller a trouvé souvent le bacille de Fraenkel
dans des cas d'avortement. Il en cite cent vingt-huit
cas avec une mortalité de 5 p. 100 ; le pronostic serait
dans ce cas bien meilleur que dans les cas de blessures
de guerre. L'infection limitée à la cavitée utérine serait
peu redoutable ; mais lorsque cette infection pénètre
dans les vaisseaux sanguins ou lymphatiques périuté-

rins, elle a une marche foudroyante comme dans la « gazgangrène » chirurgicale.

Marie Dirks a signalé le cas d'une infirmière allemande, âgée de vingt-quatre ans, qui, pour se faire avorter, s'injecta dans l'utérus de l'acide pyroligneux. Cette infirmière mourut cinquante heures après d'une gangrène gazeuse foudroyante qui avait envahi la fesse gauche et le haut de la cuisse. L'examen bactériologique permit de constater la présence du bacille de Fraenkel. (Voir pour la bibliographie de la gangrène gazeuse « puerpérale », l'article de Schuler.)

Il existe en chirurgie de guerre des variétés de gangrène gazeuse assez rares.

C'est ainsi que Tietze et Korbsch ont signalé un cas de gangrène gazeuse de la pie-mère. Le 1er janvier 1915, un fusilier allemand est atteint d'une plaie en sillon du crâne (plaie tangentielle des Allemands). Ce blessé portait sur le côté gauche du crâne une plaie d'où sortait une bouillie cérébrale mélangée de nombreuses esquilles. Cette plaie exhalait une odeur horrible, l'odeur « douceâtre » écœurante de la gangrène gazeuse. Après une amélioration due au nettoyage antiseptique de cette plaie, le blessé succomba. A l'autopsie, on trouva sur la surface cérébrale des vésicules gazeuses d'une dimension variant depuis la pointe d'une épingle jusqu'à un grain de millet. Cette gangrène gazeuse avait été produite par une inoculation directe. Elle ressemblait aux formations de vésicules gazeuses que l'on trouve dans les organes internes.

le foie, par exemple, lors de l'importation métalastique du bacille de Fraenkel dans ces organes.

Ringel, à la Société de médecine de Hambourg, a cité le cas d'un soldat qui eut la clavicule et le sommet du poumon atteints par un projectile. Six jours après, une ponction donna issue à un liquide pleural sanguinolent. La température continuant pendant plusieurs jours à rester très élevée, on fit l'empyème avec résection costale, et dans l'exsudat puant on trouva le bacille de Fraenkel.

SYMPTOMES

Une bonne description du tableau clinique de la gangrène gazeuse a été donnée par Maknis dans *the Lancet,* 1914. (Voir *American Journal of surgery*, de janvier 1915.)

W. Armknecht, dans un hôpital de campagne, a pu très souvent observer la gangrène gazeuse à son début, à son *Anfangstadium*. Cette complication commence souvent déjà trente-six ou quarante heures après la blessure. Le premier symptôme est une douleur et un gonflement dans la sphère de la blessure. La température au début reste peu élevée, par contre le pouls est fort accéléré, de 100 à 120 à la minute. Il survient rapidement une coloration « jaune brun » de la peau avec œdème. En même temps, apparaissent les symptômes d'une infection générale, langue chargée, perte d'appétit, céphalalgie et, dans les cas graves, ictère et diarrhée.

Le tableau présenté par *Franke* est un peu différent. Cet auteur constate, en effet, que chez les malades qu'il a observés, l'état général était parfait la veille, mais que le lendemain matin, à la visite, ces malades se plaignaient de très violentes douleurs dans l'extrémité blessée. Leur facies était très altéré, la température oscillait entre 39°

et 40°, le pouls battait fortement. A l'examen local, le pied et la plus grande partie de la jambe étaient colorés en gris jaune avec de fortes marbrures bleuâtres ou verdâtres. Ces parties étaient froides comme de la glace. Cette coloration s'accompagnait d'un fort gonflement des parties atteintes et remontait rapidement vers la racine du membre. Au premier coup d'œil on pensait à une thrombose veineuse progressant rapidement. Mais on constatait en même temps un développement de vésicules gazeuses dans le tissu cellulaire sous-cutané. Ce développement se manifestait au-dessus de la zone colorée et s'avançait rapidement vers le tronc. La limite entre la partie ainsi atteinte et la partie saine était plus sensible à la pression que le reste des autres parties.

Payr, de Leipzig, a décrit deux formes de gangrène gazeuse : la première, *bénigne* relativement ou sous-cutanée, et la deuxième, *maligne* ou sous-aponévrotique.

A ces deux formes de Payr correspondent à peu près : 1° le gasphlegmone et la gasgangrän de Schlœssman; 2° l'infection locale et l'infection générale de Bingold.

1° Forme bénigne de Payr, gasphlegmone de Schlœssmann, infection locale de Bingold. — Payr appelle la forme bénigne « épifasciale » ou sus-aponévrotique. Dans cette forme, la gangrène gazeuse se développe exclusivement dans le tissu cellulaire sous-cutané. On la reconnaît à la crépitation et à la coloration particulière de la peau, coloration d'abord jaune orangé, devenant bientôt rouge cuivre. Cette coloration s'accompagne d'œdème de la peau.

En même temps, il y a de la sensibilité à la pression sur les parties atteintes. Cette sensibilité est souvent assez prononcée, mais elle peut manquer.

Crépitation. — Déjà vingt-quatre heures après la blessure, on peut constater, par le toucher, de la crépitation dans la peau et l'issue de vésicules gazeuses au niveau de la plaie. Si l'on appuie sur les parties malades, on sent très bien une crépitation distincte sous-cutanée ressemblant à l'emphysème sous-cutané que l'on observe par exemple, dans certaines fractures de côtes avec lésion pulmonaire. Si l'on passe sur la peau le tranchant d'un scalpel ou d'un rasoir, on entend un bruit de râclement particulier; il semble que l'on frotte sur une cavité, sur une sorte de boîte. Fraenkel a décrit ainsi ce symptôme. En palpant légèrement les tissus, on constate la présence de vésicules comme celles que l'on rencontre parfois après une trachéotomie, après un catéthérisme maladroit de la trompe d'Eustache, ou après de violents accès de toux chez des enfants atteints de la coqueluche. Mais ici il n'y a pas de pénétration d'air extérieur. Ce sont les bacilles qui se développent dans les tissus en forme de fusées. Ils y produisent des vésicules gazeuses et un liquide qui se rapproche du jus de viande. C'est un emphysème malin comparable à l'œdème malin.

Payr a observé vingt-cinq cas de gangrène gazeuse à forme bénigne dans la guerre actuelle. Dans tous ces cas,

sauf deux, il s'agissait de blessures des membres presque
toujours par projectiles d'artillerie. Dans les deux derniers cas, on se trouvait en présence d'une gangrène gazeuse qui, partant de l'épaule, avait envahi la poitrine.

Coloration de la peau. — Dès le début de l'infection,
il se forme dans le tissu cellulaire sous-cutané, et souvent
aussi dans les interstices des muscles, des vésicules gazeuses. La peau présente alors une sorte d'empâtement
par suite de l'œdème, elle paraît tendue. Elle devient plus
pâle, souvent même un peu livide, mais à ce moment on
ne constate aucune rougeur suspecte, indice d'un travail
inflammatoire. Bientôt la peau acquiert une coloration
jaune citron et même parfois une couleur orangée. Quelques taches et quelques raies rouge cuivre tranchent sur
l'uniformité de la couleur de la peau. Ces raies correspondent souvent, assez exactement, avec le trajet des veines
cutanées et sous-cutanées. Elles donnent l'impression
qu'à leur niveau les vaisseaux laissent se faire hors d'eux
une diffusion des matières colorantes du sang. Peut-être
y a-t-il là parfois une rupture de ces vaisseaux qui détermine une imbibition des tissus par le sang extravasé.
Lamers a signalé que les germes anaérobies ont de la tendance à déterminer des thromboses.

Il existe aussi des cas dans lesquels la peau de toute la
partie malade prend une coloration brun sombre tout à
fait semblable à la coloration de la peau dans certains cas
d'ostéomyélite aiguë. Dans ces cas, cette modification de
la couleur de la peau est due à la tension interne, con-

séquence de l'énorme gonflement des parties molles sous-jacentes.

La coloration rouge cuivre de la peau, décrite par Payr, n'est pas considérée par Seefish comme un signe caractéristique de la gangrène gazeuse, car on peut l'observer dans d'autres cas, et elle peut d'ailleurs manquer dans la gangrène gazeuse elle-même. Cette coloration n'indique que la décomposition du sang épanché dans les tissus, dans les parties molles à la suite de blessures graves. Cette mauvaise coloration de la peau, particulière aux cas graves d'infection par le gasbazillus, a été signalée la première fois par Lenhartz.

Pour Fraenkel, la peau qui recouvre les tissus atteints de gangrène gazeuse peut rester normale. Mais, parfois, elle prend un aspect livide. Cela tient à ce que les tissus sous-cutané et musculaire se gonflent par suite du développement rapide des gaz; la tension sous-jacente atteint la peau à son tour. Dans d'autres cas, la peau présente une mauvaise coloration rougeâtre, provenant de l'infiltration hémorragique des parties molles atteintes. Il faut, de plus, tenir compte de ce que le gazbacille jouit de la faculté d'altérer les matières colorantes du sang. Parfois, enfin, on voit des vésicules gazeuses à la surface de la peau, comme dans l'érysipèle.

Marche. — Ces modifications de la peau et des tissus sous-jacents peuvent évoluer très vite. L'on peut se rendre compte de la rapidité de leur extension, non seulement par la marche du gonflement et des changements de cou-

leur de la peau, mais aussi par l'agrandissement de la zone
où l'on peut constater que la pression est douloureuse. Il
est important d'examiner toujours la température. Une
élévation considérable de la température est rare dans les
cas à forme bénigne. L'état général ordinairement est bon
en proportion. Dans la gangrène gazeuse sus-aponévrotique, la gangrène de la partie périphérique du membre
est rare. Il est intéressant de savoir que, dans les cas où
les muscles profonds sont lésés, et même dans ceux où il
y a fracture compliquée, la gangrène gazeuse peut rester
limitée à la peau et au tissu cellulaire sous-cutané sans
s'étendre en profondeur.

Quelquefois, cette forme bénigne peut avoir une marche
chronique, reconnaissable à la coloration légèrement
orangée des parties atteintes et à l'existence des raies et
taches « rouge cuivre ».

Payr, dans un cas de gangrène gazeuse qui, en gagnant
l'aisselle, détermina une gangrène manifeste de l'avant-
bras, fut obligé de pratiquer une amputation du bras à la
partie supérieure. Cette opération, suivie de pansement de
la plaie à ciel ouvert, se termina par la guérison. Pendant
l'amputation, Payr put constater que tout le tissu cellulaire sous-cutané offrait une coloration vert sombre.

Gasphlegmone de Schlœssmann. — A la forme
bénigne de Payr, on peut assimiler la forme dite gasphlegmone de Schloessmann. Dans le gasphlegmone, l'état
général est atteint moins gravement. L'altération de la
peau, résultant d'une inflammation phlegmoneuse s'ac-

compagnant de crépitation, a une marche proportionnellement beaucoup plus lente et un pronostic plus bénin. Souvent, la suppuration entraîne la liquéfaction des tissus et la formation d'abcès sanieux et gazeux. De simples incisions peuvent, la plupart du temps, amener la guérison. Mais Fraenkel fait remarquer que, dans les infections créées exclusivement par le gazbacille, il n'existe aucune trace de suppuration. Il convient, pour cette raison, de renoncer à ce terme de gasphlegmone, car il fait naître éventuellement l'idée d'une suppuration des tissus avec développement de gaz. Fraenkel recommande donc d'appeler simplement cette forme de la maladie « gasbrand » ou *emphysema malignum*, bien que ces expressions elles-mêmes ne soient pas encore entièrement exactes. Schlœssmann avoue, d'ailleurs, son ignorance bactériologique quand il confesse qu'il ne connaît pas les différences bactériologiques entre les deux formes de la gangrène gazeuse qu'il établit. Il croit simplement que le gasphlegmone est dû surtout à une infection mixte d'anaérobies et de bacilles de la suppuration, tandis que la gasgangrän est due au *bazillus aerogenes capsulatus* seul.

Infection locale de Bingold. — Bingold a fait de la gangrène gazeuse une simple infection locale de la sepsie causée par le bacille de Fraenkel, le gasbazillus. Il distingue, par suite, deux variétés : 1° l'infection locale; 2° l'infection générale. Pour lui, l'infection locale qu'il ne distingue pas en forme sus ou sous-aponévrotique, n'est que le premier stade de la sepsie par le gazbacille.

A l'infection locale, il rattache les cas assez nombreux où,
à la suite d'incisions locales, de lavages et de tamponnements énergiques avec l'eau oxygénée et, en dernier res-
sort, d'ablation de l'extrémité atteinte, on peut faire disparaître les phénomènes morbides et sauver. la vie du
patient. Dans la forme locale, le bacille de Fraenkel s'est
établi à demeure dans la plaie. Sa présence est révélée par
une décomposition en forme de fusées des tissus qui sont
traversés par des bulles de gaz et par des liquides san-
guinolents. Ces phénomènes se reconnaissent à l'extérieur par une crépitation sous-cutanée et par un changement de coloration de la peau qui recouvre la région
atteinte.

2° Forme maligne de Payr, gangrène de Schlœss-mann, infection générale de Bingold.

Toute différente est la marche de la gangrène gazeuse
sous-aponévrotique à laquelle on peut, par opposition à
la forme précédente, donner le nom de forme maligne.

Disons de suite qu'Armknecht n'a pas fait la distinction
des deux formes de Payr. Car, dans l'hôpital de campagne
où il opérait, les blessés arrivaient rapidement du champ
de bataille. Il pouvait les soigner dès les premiers symptômes de gangrène gazeuse. Dans ces conditions, on ne
peut pas dire si quelques-uns des cas qu'il a opérés ne
seraient pas devenus des cas à forme maligne.

Dans la forme maligne de Payr, la gangrène gazeuse
s'étend dans tous les interstices intermusculaires avec
une rapidité inquiétante. Seefish a vu la gangrène de la

jambe et de la moitié de la cuisse se faire en douze heures. Souvent, cette marche envahissante ne s'arrête pas malgré l'amputation, et amène une issue fatale, un *exitus* comme disent les Allemands.

Armknecht, observant au deuxième ou au troisième jour tous les symptômes graves de la forme maligne, affirme que, le plus souvent, il est alors déjà trop tard pour une intervention chirurgicale, même la plus radicale.

La gangrène gazeuse transforme rapidement les muscles en une bouillie molle, brun chocolat. La peau du membre malade prend une teinte plus sombre, mais non la variété de couleur caractéristique décrite dans la forme bénigne. Si, à ce moment, on incise les tissus envahis par le gaz-bacille, on trouve nettement des vésicules gazeuses qui se vident, et l'on peut, dans les muscles, observer des vacuoles orbiculaires ou en forme de crevasses. Ces vacuoles sont produites par des colonies de bacilles déterminant des foyers de destruction et produisant des vésicules gazeuses. Le tissu musculaire est alors détruit dans ses éléments les plus menus. Dans les préparations microscopiques faites à ce moment on observe, au milieu d'une bouillie molécu-laire produite par la substance contractile, des tubes de sarcolemme et des amas épais de bacilles de Fraenkel. Si l'existence du malade se prolonge, les parties atteintes s'enflamment et l'on observe la thrombose secondaire des troncs veineux superficiels et profonds, d'où des compli-cations fatales (Fraenkel). Les muscles sont réduits à l'état d'éponge (Schwamm). Le 20 octobre 1914, Simmon en a montré des préparations caractéristiques à la Société de médecine de Hambourg. Ajoutons que, dans les gangrènes gazeuses puerpérales, il se fait des infections métatastiques.

L'état général est celui de toutes les infections graves. La fièvre est élevée, la plupart du temps, au-dessus de 40°. Seefish prétend que, d'après son expérience personnelle, l'élévation de la température n'est pas en rapport avec la gravité de l'infection, ni avec l'étendue de la gangrène. Les frissons violents ne sont pas rares. Le pouls est à peine frappé, la langue est sèche et couverte d'un enduit épais. Souvent, ces symptômes s'accompagnent d'une diarrhée profuse. L'ictère, qui survient rapidement, enlève tout espoir de guérison. L'intelligence, dans les cas très graves, est un peu troublée, mais, la plupart du temps, le malade n'a qu'une vague idée de la gravité de son état. Il s'étonne seulement de ne pouvoir remuer les doigts ou les orteils de la région attaquée. Seefish a même parfois observé une euphorie étrange.

La mort arrive ordinairement très vite. Une thrombose envahissante et les lésions produites par l'infection entraînent, la plupart du temps, la gangrène du membre blessé. Une amputation précoce, une désarticulation peuvent seules arrêter cette marche triste et encore cela n'est pas toujours sûr.

Comme exemple de cette marche foudroyante, Payr cite cette observation d'un blessé qu'il eut l'occasion de soigner à Carvin. Un capitaine allemand eut le pied fracassé par un obus; les articulations plantaires furent ouvertes. Après une journée entière de transport, il fut amené à l'hôpital avec une gangrène gazeuse remontant jusqu'au genou. La langue était sèche et les symptômes généraux graves. L'amputation de la jambe n'empêcha pas le blessé de mourir. En divers endroits du corps, à la hanche ou au coude on trouva soit de petites érosions, soit des ecchymoses résultant de la chute du blessé à terre. Dans tous ces endroits on constata des foyers de gangrène gazeuse, de sorte que, le jour qui précéda la mort, toutes ces parties de la peau présentaient la crépitation caractéristique de la gangrène gazeuse. La tête elle-même était enflée d'une façon uniforme par suite de la présence de vésicules gazeuses sous la peau. Dans ce cas, les bacilles gazogènes avaient envahi et ensemencé toute la circulation sanguine. L'ictère, dans ces formes profondes et malignes de gangrène gazeuse, est un signe du plus mauvais augure. Payr, d'après sa propre expérience, considère ces cas comme désespérés.

Gasgangrân de Schlœssmann. — A la forme maligne de Payr, correspondrait la deuxième forme de Schloessmann, celle à laquelle il donne seul le nom de gasgangrän, Le *Karakteristikum* de cette forme est constitué : 1° par une odeur de pourriture écœurante; 2° par la destruction gangréneuse progressive de tous les tissus attaqués, destruction affectant une marche rapide, envahissante de tous côtés (gangrène foudroyante); 3° par des troubles graves de l'état général.

Dans ce cas, la peau, par suite d'une hémolyse progressive, offre une coloration absolument typique jaune ou cuivre rouge. A la section de la peau on trouve une crépitation gazeuse importante. Les muscles atteints sont comme pourris. Ils se transforment en fusées ou en masses d'un jaune sale. Sur tous les tissus coule un liquide brun trouble, renfermant des vésicules gazeuses, mais il n'y a pas de suppuration véritable.

Infection générale de Bingold. — C'est le deuxième stade de l'affection; il correspond, au début, à la forme maligne de Payr. L'infection étant sous-aponévrotique, c'est-à-dire plus profonde, il est plus difficile d'empêcher l'introduction des bacilles et de leurs toxines dans la circulation générale, d'où, malignité et infection générale.

Les bacilles trouvent bientôt dans la plaie (une plaie généralement en lambeaux et souillée) et dans les veines thrombosées (tissus maintenant morts) toute facilité pour se multiplier. Avec leurs toxines, ils pénétrent alors dans la circulation sanguine. L'infection d'abord locale devient générale et le corps entier finit par succomber par cette infection progressive. L'aspect de la maladie est devenu tout autre; les bacilles actifs, ayant franchi le mur de protection locale qu'offraient les tissus sains, ont pénétré dans les lymphatiques qui proviennent de ces tissus sains. Là ils se sont encore multipliés. Comme on le sait le gazbacille domine surtout dans les vaisseaux lymphatiques dont il envahit la circulation. Schottmuller a trouvé aussi que les veines thrombosées étaient infectées. J'ai fait moi-même cette constatation lors d'une amputation de cuisse pour gangrène gazeuse. J'ai constaté et fait constater à mes aides qu'en pressant légèrement sur la veine fémorale sectionnée il en sortait des vésicules gazeuses, ce qui indiquait la présence du bacille de Fraenkel dans ce vaisseau.

S'échappant alors de ces foyers, le bacille pénètre dans la circulation sanguine, ce qui lui permet d'envahir d'autres organes, de créer des colonies. D'après Bingold, c'est Schottmuller qui a fait surtout connaître cette forme d'infection du gazbacille.

Comme exemple, Bingold cite l'observation suivante de gangrène gazeuse terminée par infection générale.

Dans la nuit du 8 au 9 octobre, on amène à l'hôpital de campagne allemand un réserviste allemand, blessé dans les tranchées par un shrapnell. Pansement trois heures après la blessure, puis transport du blessé à l'hôpital de Noyon. Le matin, à quatre heures trente, on examine le blessé, dont l'état est le suivant : blessure ronde au niveau du biceps gauche, de la grandeur d'une pièce de 5o centimes, puis au niveau de la région mamillaire, dans le IV° espace intercostal, une autre plaie semblable; pas de plaie de sortie; pas de fracture; le blessé est tranquille, son intelligence est nette. Le cœur est normal. Pas de gêne de la respiration; pas de sang dans les expectorations. Au côté droit, par devant et en bas, crépitation isolée. Urine claire, miction facile.

L'après-midi, à quatre heures, grand changement dans l'état du blessé; la peau et la sclérotique sont jaune brun. Dyspnée très prononcée. L'intelligence est libre, forte agitation motrice; Ls patient est entièrement lucide; l'urine est maintenant d'un rouge foncé; température 38°4; pas de signe de pneumothorax aigu, ni d'œdème pulmonaire. Aux deux fesses et au ventre, qui est déjà un peu gonflé, sensation de crépitation très marquée. Le pouls peut à peine se compter. La connaissance persiste jusqu'à la fin. *Exitus.*

Deux heures après la mort, le corps est déjà si tuméfié que le mort est méconnaissable. La peau est d'un jaume orangé et d'un rouge bleu dans les régions déclives. De la bouche et de l'urètre sortent des vésicules gazeuses. Examen bactériologique impossible.

Dans cette observation, les symptômes prédominants de la sepsie par les gazbacilles ont été la mauvaise coloration de la peau et l'énorme besoin de respirer. Le camarade allemand *in extremis*, dit Bingold, ressemblait plus à un métis ou à un soldat français d'Afrique qu'à un Allemand. Il y avait là un ictère généralisé.

Schottmuller et Sturm ont pu, il y a déjà bien des années, dans des avortements septiques où il fut question du *bazillus phlegmones emphysematosæ*, retrouver au spectroscope dans le sang et même dans l'urine des patientes, l'hématine, la méthémoglobine et l'oxyhémoglobine. De ces recherches il résultait que la mauvaise coloration de la peau était due à la destruction toxique des globules du sang. D'où aussi la conclusion qu'il ne s'agit pas ici d'un trouble fonctionnel des cellules hépatiques, avec passage de la bile dans les lymphatiques comme cela arrive dans l'ictère de certaines formes de sepsie, mais bien d'une lésion directe des corpuscules rouges du sang. Il s'agit là uniquement d'un ictère hémolytique. Dans des cas de gangrène gazeuse, on observe souvent de l'hématinurie et à l'autopsie on trouve les reins normaux. Le fait a permis à Fraenkel de dire que, dans ces cas, il se faisait dans l'urine une séparation des matières colorantes provenant du sang et que la méthémoglobine des organes élaborants (foie) devenait insuffisante. Il n'y avait pas besoin par suite d'altération du parenchyme rénal pour arriver à ce résultat.

Schottmuler a établi par le spectroscope ce fait : que l'endotoxine du gazbacille agissait de la même manière *in vitro* sur le sang humain. On ne peut cependant pas encore dire, avec une certitude absolue, à quelle espèce appartient cette toxine ainsi isolée. Sans aucun doute la dyspnée « monstrueuse » s'explique par les lésions énormes des véhicules de l'oxygène dans le sang, le patient meurt par asphyxie. Cela a un très grand intérêt pour expliquer les cas à marche foudroyante.

Sans doute, dans le cas cité par Bingold, il aurait été facile de constater bactériologiquement la présence du gazbacille. Dans des cas analogues que Bingold a observés pendant l'exercice de sa profession à Eppendorf, dans des cas de sepsie à forme lymphangitique produits par le *baz. phleg. emphys.* de Fraenkel, il lui fut facile de retrouver ce bacille-germe, dans le sang, l'urine, dans des morceaux de placenta, dans le col utérin. Il put en faire des cultures pures d'après la méthode de Schottmuller et les inoculer à des animaux pour faire la vérification. Comme on l'a déjà vu plus haut, le gazbacille peut, grâce à des fragments de thrombus infectés et lancés dans la circulation ou même par simple voie mécanique, pénétrer dans la circulation sanguine. Par contre, les expériences actuelles dans les cas de sepsie puerpérale par le gazbacille ont prouvé qu'il est des cas ou les bacilles se sont installés dans les voies lympathiques d'où ils inondent continuellement le sang sans qu'il soit possible de les déloger de ces foyers.

En résumé Payr a décrit deux variétés de gangrène gazeuse en se basant seulement sur leur siège, soit au-dessus, soit au-dessous de l'aponévrose. Au-dessus de l'aponévrose, cette affection est beaucoup moins grave qu'au-dessous.

Schlœssmann, lui, s'inquiète beaucoup moins du siège des lésions et il ne se base que sur l'étendue plus ou moins grande des lésions pour différencier son gasphlegmone de sa gasgangrän, la seconde pouvant n'être que la terminaison de la première.

Bingold, de même, ne distingue deux formes de la gangrène gazeuse qu'en s'appuyant sur l'étendue de l'infection. Infection d'abord locale puis, générale, la seconde n'étant que le complément de la première.

Observations. — Au commencement du mois de septembre, je reçus à l'hôpital de Douai, un réserviste allemand qui n'avait pas sur sa fiche le diagnostic gasphlegmone. Il avait reçu quatre balles, deux dans le bras droit, une dans la poitrine et une dans la jambe droite. Il était du Haut Palatinat et parlait un *platt-deutsch* (patois), fort difficile à comprendre. Son voisin de lit, alsacien, ne pouvait pas le comprendre la plupart du temps. Au bout de deux à trois jours de séjour à l'hôpital, je constatai en le pansant qu'il y avait de la crépitation gazeuse à la jambe droite et que, en même temps, la peau prenait une coloration plus brune. C'était une gangrène gazeuse. Je demandai au médecin allemand d'intervenir immédiatement, mais ce dernier, spécialiste pour les oreilles, me répondit d'attendre au lendemain, ne voyant pas, dit-il, la nécessité d'amputer de suite. Le lendemain la jambe et la cuisse étaient d'un brun noirâtre et froides ; j'amputai la cuisse. Les phénomènes généraux s'améliorèrent un jour, puis, s'aggravèrent de nouveau (pneumonie à droite, agitation, délire et mort).

Dès que j'avais constaté la gangrène gazeuse chez ce malade, je l'avais fait transporter dans une chambre isolée pour contagieux. Cela n'empêcha pas un de ses voisins de lit d'être atteint à son tour de gangrène gazeuse à la suite d'une plaie de balle, dans la cuisse droite. Amputé aussitôt (amputation linéaire), il fut transporté à l'ambulance de M. Riff et subit huit jours après une deuxième amputation pour lui constituer un moignon. Quelques jours après cette deuxième amputation, les points de suture s'ulcérèrent par suite d'un début de pourriture d'hôpital. Ces ulcérations incisées et cauté-risées, le blessé put être, au commencement de novembre, expédié à Heidelberg où il finit de se guérir.

Un troisième allemand, que je vis panser en passant dans une salle d'allemands, avait une plaie de la hanche par éclat d'obus. Atteint de gangrène gazeuse de la fesse et du bas ventre, il succomba rapidement sans intervention chirurgicale. L'on m'a dit qu'il y avait eu à l'hôpital et au lycée d'autres cas de gangrène gazeuse chez des blessés allemands, mais je ne les ai pas vus.

Chez les français je n'ai eu aucun cas de gangrène gazeuse à soigner. Un seul blessé français ramené par Mlle Maffre m'arriva un jour portant une étiquette allemande avec « gasbrand ». Je le fis isoler aussitôt et je pratiquai moi-même son pansement. Il était atteint non de gangrène gazeuse, mais de gangrène simple. Son observation étant néanmoins intéressante, je la résume :

B... Albert avait été blessé à Sailly-Saillisel ; il était resté cinq à six jours sans être pansé, avec beaucoup d'autres blessés. Ramené à Douai, je constatai qu'il était atteint d'une plaie très grande de la cuisse, recouverte entièrement de tissus gangrénés et exhalant une odeur effroyable.

Il avait reçu un éclat d'obus qui lui avait labouré la face antérieure et supérieure de la cuisse et une partie du pénis. La cuisse semblait avoir éclaté ; une moitié des téguments antérieurs avait été rejetée vers les parties génitales. La plaie anfractueuse, qui comprenait toute la partie antéro-externe de la cuisse, s'étendait sur une longeur d'environ 30 centimètres sur 15 de hauteur. Cette plaie comprenait même un peu de la paroi inférieure du ventre. Après cette première blessure, B... avait fait encore quelques pas, mais une balle l'avait alors atteint vers le milieu de la cuisse, qu'elle avait traversée en faisant éclater le fémur. Ces deux dernières plaies s'étaient à leur tour gangrenées.

A son arrivée à l'hôpital, je l'examine ; son état est grave : peau couverte de sueur froide, pouls misérable, température au-dessous de 36°, respiration suspirieuse, odeur infecte. Je juge impossible de l'amputer, d'abord, par suite de la gravité de son état, ensuite par l'impossibilité de trouver un lambeau suffisant de peau pour recouvrir un moignon. Les trois quarts de la circonférence de sa cuisse étant gangrenés — injection de sérum, d'huile camphrée, de caféine, pansement matin et soir avec teinture d'iode et gaze iodoformée — je lui extrais un morceau volumineux de son fémur. Il y a un raccourcissement de 8 à 10 centimètres. A deux reprises, je lui fais un appareil à extension, mais aussitôt son état s'aggrave, probablement par la gêne apportée à l'issue des sécrétions par l'orifice postérieur, entrée de la balle. Frisson, température 37° le matin et 41° le soir. Je cesse la traction et, au bout de deux à trois jours, la température oscille de nouveau entre 37° et 38°. Je me contente de faire des gouttières plâtrées tout autour de son membre inférieur en laissant le place nécessaire pour le pansement des plaies. Celles-ci sont lavées à l'eau oxygénée et touchées à la teinture d'iode après ablation de nombreux lambeaux sphacélés. Enfin, je me trouve en présence d'une plaie rouge, bourgeonnante. La plaie se rétrécit. La peau du ventre, — le malade qui était un peu obèse ayant maigri, — est attirée vers la cuisse, et, au 1ᵉʳ novembre, la plaie conserve à peine la largeur d'un doigt sur 12 à 15 centimètres de longeur. Du côté du fémur, il y a un commencement de consolidation, le blessé peut soulever sa jambe. Mais, quelques jours auparavant, n'ayant plus aucun antiseptique, j'avais dû me contenter pour le pansement de compresses vaguement stérilisées. Alors, la pourriture d'hôpital était survenue ; les bords de la plaie s'étaient couverts de fausses membranes et s'étaient promptement ulcérés et creusés. Heureusement, grâce au dévouement d'une infirmière de la Croix-Rouge je pus avoir encore de la gaze iodoformée et de la teinture d'iode. Ces débuts de pourriture furent entravés. A mon départ de Douai, le 1ᵉʳ novembre, son état était très satisfaisant. J'ignore ce qu'est devenu pendant ma captivité en Allemagne ce brave territorial, père de sept enfants.

DIAGNOSTIC

Le diagnostic de la gangrène gazeuse en évolution est toujours facile et il semble difficile de méconnaître cette complication des plaies. Mais le diagnostic de cette complication à son début, à son « Zeitpunkt », n'est souvent pas aussi aisé. Il n'y a aucun règle absolue pour cela et pourtant il importe d'établir le plutôt possible ce diagnostic. L'œdème malin se distingue, comme nous l'avons vu, de la gangrène gazeuse par les expériences sur les animaux (cochon d'Inde).

En enlevant le premier pansement d'une blessure (paquet de pansement individuel ou pansement allemand au mastisol), on constate parfois à l'orifice d'entrée ou de sortie du projectile la présence d'un certain nombre de bulles d'air, s'accompagnant de la sécrétion d'un liquide clair, jaune sale. Si l'on exerce une pression sur les parties voisines, ce phénomène s'accentue. Cela n'indique pas toujours un début de gangrène gazeuse; mais, lorsque l'on rencontre ces bulles d'air et cette sécrétion, il faut toujours se méfier et regarder attentivement s'il n'existe pas d'autres symptômes. S'il y a, par exemple, tendance à l'envahissement, alors craignez la gangrène gazeuse. Dans tous ces cas, il faut élargir la blessure, et au besoin, introdure un drain dans la plaie pour faciliter l'issue des sécrétions. D'ailleurs, l'ouverture de la plaie peut permettre la sortie de corps étrangers (projectiles, fragments de projectiles, étoffe, etc.). S'il y a de la crépitation dans les parties environnant la blessure, ou si, par le raclage, on entend le son particulier dont nous allons parler, il n'y a pas de doute, il s'agit d'une gangrène gazeuse et il faut intervenir sans hésiter.

Pour pouvoir délimiter l'étendue d'une région atteinte de gangrène gazeuse, Busch, de Krefeld, se sert de la différence de bruit qu'on obtient en grattant avec un rasoir, les parties malades et les parties saines. L'on entend ainsi un bruit particulier qui, d'après Busch, est *helltonend hohland, schatelartige*. C'est un bruit résonnant d'une façon sonore, mais « sentant » le creux. La production de ce bruit permet de reconnaître le lieu où l'on doit intervenir. Il peut aussi servir pour le diagnostic précoce de la gangrène gazeuse.

Nous avons déjà parlé de la crépitation.

Schwartz, afin de pouvoir établir aussitôt que possible le diagnostic de la gangrène gazeuse, diagnostic qui permet de traiter immédiatement et énergiquement les parties malades par de grandes incisions, a conseillé, dans ce but, de recourir aux rayons Rœntgen. Par la radiographie, on voit dans l'ombre des parties molles, des taches arrondies ou ovales, grandes ou petites, isolées ou confluentes vers des espaces creux. Ces taches, sur le négatif, sont sombres ; sur le positif et à la radiographie, elles paraissent, au contraire, claires. Elles ressemblent assez aux trous du fromage de Gruyère.

Martens, qui, comme traitement, conseille des incisions précoces, et la désarticulation dans la forme grave de Payr, recommande de faire faire une radiographie. Cette radiographie pourra plus tard servir de document pour justifier l'opération.

En résumé, outre la radiographie, Martens donne comme moyen de diagnostic les symptômes suivants : apparition rapide de la maladie, marche et élévation de la température, altération de l'état général et, enfin, présence de l'emphysème sous-cutané.

PRONOSTIC

Pour Sudech, d'Hambourg, le pronostic est mauvais, car la mortalité est de 80 à 85 p. 100. Pour Seefish, il est très mauvais, *pessimitische*, mais, pour lui, si en temps de paix on perd 75 p. 100 de malades, en temps de guerre la proportion paraît moindre, car l'on peut intervenir plus à temps. Seefish, par exemple, sur douze blessés atteints gravement de cette complication, n'en a pas perdu un seul. Il reconnaît cependant que si le pronostic *quo ad vitam* est meilleur, le pronostic *quo ad functionem* est désastreux. La plupart du temps on est obligé de procéder à l'amputation d'une extrémité entière ou d'une grande partie de cette extrémité.

Pour Schlœssmann, le pronostic est toujours très sérieux ; la plupart du temps il est même fatal. Plus la gangrène gazeuse se rapproche du tronc, plus elle progresse rapidement, plus elle est grave. Elle est surtout maligne quand elle envahit les muscles profonds de la cuisse et de la fesse.

Fraenkel est un peu plus optimiste. Pour lui, le pronostic, toujours sérieux, n'est pas absolument fatal. Dans un quart à peu près de tous les cas réunis, on peut, par les incisions étendues, par l'injection d'oxygène dans les tissus, par le tamponnement des blessures avec des tampons imbibés d'eau oxygénée, arriver à sauver les membres atteints. Dans un autre quart, on peut, par l'amputation du membre, sauver au moins la vie. Mais si la gangrène gazeuse a envahi le cou ou le thorax, la chirurgie devient impuissante.

Notons, enfin, que Schuler a indiqué que l'hémoglobinurie est un *signum malum*.

TRAITEMENT

En parlant du traitement de la gangrène gazeuse, les médecins allemands ont dit quelques mots des traitements employés en France et en Angleterre, et qui sont les suivants.

En France. — La Société de médecine de Paris a recommandé les injections d'eau oxygénée.

Tuffier se sert contre la gangrène gazeuse de l'hydrogène (?) des superoxydes, concurremment avec le nettoyage et le drainage de la plaie (d'après le professeur Madelung).

Le professeur Delorme fait tout autour de la circonférence du membre atteint de gangrène gazeuse, de centimètre en centimètre, une injection de 40 à 100 centimètres cubes d'eau oxygénée. Puis, à quelques centimètres au-dessous de cette première couronne d'injections, il fait de la même façon une deuxième couronne parallèle à la première, mais, cette fois, les injections sont faites sur une ligne passant par le milieu de l'intervalle entre chacune des premières injections. Si les deux couronnes étaient rapprochées l'une de l'autre, elles feraient ainsi à la base

du membre, en s'emboîtant, une circonférence, une barrière complète sans interruption contre l'envahissement
du microbe de Fraenkel.

En Angleterre. — Darcy Power a soigné à Londres
quelques cas seulement de gangrène gazeuse. L'opération
précoce lui a donné de bons résultats. Il a employé aussi
une solution alcoolique d'iode de 2 1/2 à 3 p. 100, et s'en
est même servi pour badigeonner la surface de la plaie
opératoire.

Le chirurgien sir Anthony Bowlby et le bactériologiste
Rowland ont donné les indications suivantes : aucun
pansement serré, changer fréquemment le pansement,
inciser, drainer et laver les plaies avec de l'eau oxygénée, enlever avec soin tout fragment de terre pouvant
renfermer le microbe germe de la gangrène gazeuse. Agir
de même pour les fragments osseux et les corps étrangers (éclats d'obus, etc.), stériliser tous les ustensiles
(instruments, linges, pansements, etc.) qui peuvent être en
contact avec le malade, isoler très énergiquement le blessé.

Pour Makins, toutes les méthodes de traitement usitées
ont donné des résultats peu satisfaisants. Les injections
d'eau oxygénée ont été peu efficaces. Les incisions réité-
rées à la périphérie de la zone envahie ont quelquefois,
arrêté la marche envahissante de la maladie, mais les
parties gangrenées du membre atteint ont été une source
de septicémie. Un état hectique, une anémie très accen-
tuée ont enlevé le blessé avant que l'on ait pu faire une
amputation. Makins a constaté aussi qu'il y avait une dif-

férence considérable dans le pronostic, suivant que la gangrène gazeuse affectait les extrémités supérieures ou inférieures. Lorsqu'elle atteint les extrémités supérieures, beaucoup de blessés peuvent survivre; lorsqu'au contraire elle atteint les extrémités inférieures, la grande majorité des blessés meurent du choc ou de la septicémie dans les trente-six heures qui suivent l'amputation devenue nécessaire du haut de la cuisse.

En Allemagne. — Signalons tout d'abord, à titre de curiosité, le traitement chimique des plaies atteintes de gangrène. Le suc gastrique artificiel ayant la propriété d'attaquer les tissus morts tout en respectant les tissus vivants que l'on peut d'ailleurs protéger par de la gaze vaselinée, *Freund* eut l'idée de l'employer pour débarrasser les plaies des tissus gangrenés. Il se servit pour cela d'une solution de pepsine allemande avec de l'acide hydrochlorique à 0,02 p. 100 et d'un peu de solution de méthylamido-azobenzol. Il recommande de ne pas laisser la solution en contact plus de quarante-huit heures, et de ne pas la chauffer au-dessus de 45°. Il faut laver la plaie avec cette solution ou avec de l'eau oxygénée, puis la recouvrir avec de la gaze largement imbibée de cette solution. Enfin, mettre un pansement par-dessus, pansement que l'on devra changer une ou deux fois par jour. Au voisinage des vaisseaux, faire attention aux hémorragies secondaires. Il faut à chaque pansement se servir d'une solution nouvellement préparée. Sous l'influence de ce traitement, les parties sphacélées s'éliminent vite, les plaies se cou-

vrent rapidement de granulations, et souvent, des extrémités que l'on pensait devoir être amputées ont pu être
conservées. Ce traitement réussit plus vite que l'eau oxygénée et le baume du Pérou, dit Freund,

Fraenkel proclame qu'il faut, avant tout, établir un diagnostic précoce pour pouvoir intervenir le plus rapidement possible, la gangrène gazeuse ayant une marche
excessivement rapide. Dans l'intervalle de quelques
heures, la moitié ou même la totalité d'un membre peut
être atteinte. Il faut, de toute nécessité, faire de grandes
incisions pour permettre un afflux très abondant d'oxygène, l'oxygène arrêtant le développement du bacille de
la gangrène gazeuse. On a fait récemment avec succès,
dans les tissus, des injections, des infiltrations d'oxygène
provenant de bombes à oxygène, armées dans ce but de
longues aiguilles à injection. On est parvenu par ce
moyen à enrayer la marche envahissante de la maladie
et à conserver la vie du malade. Quand ces moyens
échouent, il n'y a plus que l'amputation qui puisse sauver
le blessé.

Fraenkel, ayant le premier découvert que le bacille de
la gangrène gazeuse est un anaérobie, devait naturellement conseiller l'emploi de l'eau oxygénée pour le traitement de cette affection. Mais il est obligé de reconnaître
que, malgré ses recherches expérimentales, il n'y a encore
aucune thérapeutique spécifique, antibacillaire. Le traitement interne de la gangrène gazeuse doit se borner à tâcher
de soutenir les forces du malades. Il reconnaît que chez

les animaux le permanganate de potasse réussit bien pour les pansements.

Muller, de Rostock, avec des injections sous-cutanées d'oxygène, a obtenu trois cas de guérison, avec conservation des extrémités.

Alsberg a eu un cas de guérison d'un gasphlegmone de la plus mauvaise nature par des incisions larges et des tamponnements avec de la gaze vioformée.

Sick a tamponné ces incisions avec de l'eau oxygénée.

Franke, d'Heidelberg, dans quatre cas de gangrène gazeuse, en présence du refroidissement de l'extrémité atteinte, du mauvais état général et de la marche rapidement envahissante de la maladie (de quart d'heure en quart d'heure on pouvait constater les progrès du mal), n'hésita pas à procéder à l'amputation circulaire sans suture. Dans deux autres cas où la gangrène gazeuse avait envahi le tronc, il désarticula d'urgence la hanche après avoir fait au préalable la ligature extra-péritonéale de l'artère iliaque externe. Il pensa que, somme toute, il n'y avait rien à perdre, mais peut-être seulement à gagner. Dans l'un des cas, le malade, qui avait 36°8 avant l'opération, mourut dans le collapsus vers la fin de l'opération. Dans l'autre cas, l'emphysème du ventre et de la paroi thoracique se résorba et le blessé était en voie de guérison quand on fut trois jours après obligé de le transporter ailleurs. Franke en conclut que, si une amputation dans des parties saines n'est plus possible, il ne faut pas pour cela s'effrayer devant une opération. Il faut aussi recourir, ajoute-t-il, aux injections d'oxygène.

Le professeur *Sudek*, de Hambourg, qui conseille comme traitement les larges incisions et les amputations précoces, a soigné trois cas de gangrène gazeuse dont deux sans amputation au moyen d'injections sous-cutanées d'oxygène. Il se sert pour cela de bombes d'oxygène, comme nous venons de le dire. Mais il ne faut pas oublier que Simmonds (*Gasembolie bei Sauerstoffinjektion-M. m. W.*, 19, *et D. m. W.* 23. 1915), dans des cas semblables, a trouvé dans le cœur et les artères pulmonaires une quantité de gaz qui n'ont pu pénétrer dans la circulation que par suite d'injection d'oxygène, et qui, par embolie, ont déterminé l'asphyxie et la mort subite.

Hans Abrecht, sur 100 blessés atteints d'infection grave, a constaté que 66 avaient été blessés par des éclats d'obus; 24 par des shrapnells et 10 par des balles de fusil. Sur 88 blessés gravement infectés, il n'a eu que trois cas de gangrène gazeuse. Dans deux cas, cette complication a été consécutive à la thrombose des vaisseaux. Dans un cas seulement, la gangrène gazeuse se développa en peu d'heures. Dans deux de ces trois cas, l'amputation du haut de la cuisse (méthode à lambeaux) fit en deux jours disparaître la fièvre et fut suivie de guérison. Dans le troisième cas, la désarticulation de l'épaule obtint un bon résultat. Dans ces trois cas, l'intervention chirurgicale fut basée sur la thrombose des vaisseaux et la mortification des extrémités.

W. Armknecht, de Worms, a remarqué que si l'on opère au début de la gangrène gazeuse on trouve déjà une coloration sale du tissu adipeux, une coloration bleu

gris du sang et un empâtement des tissus avec enduit
gris de la blessure. En même temps, les plaies exhalent
une mauvaise odeur spécifique. Il s'est fait une règle
d'intervenir dans tous les cas de gangrène gazeuse dès
l'apparition des phénomènes de début. Il incise, en conséquence, la peau et les tissus sous-jacents jusqu'à l'aponévrose, dans toute l'étendue de la zone où il constate
un changement de coloration de la peau, souvent même
il a étendu son incision jusqu'à une distance de 30 centimètres de la blessure. Il agrandit ainsi la plaie jusqu'à ce que toutes ses anfractuosités soient ouvertes.
Puis il tamponne la plaie avec de la mousseline imbibée
d'une solution à 10 p. 100 d'ichtyol. Cela fait, il enveloppe
toute l'extrémité jusqu'au dessus de l'œdème avec un pansement de mousseline imbibée de la solution de glycérine
ichtyolée comme on le fait pour l'érysipèle. Il recouvre le
pansement d'un coussin d'ouate ordinaire n'absorbant pas
l'ichtyol. Il change chaque jour le pansement. Dès que la
température est tombée, il laisse plusieurs jours les tampons profonds qu'il se contente d'arroser de solution
ichtyolée lors des pansements journaliers.

Dans la plupart des cas, après deux ou trois jours, la
température redevient normale, le pouls est plus lent,
l'état général s'améliore, ce que l'on peut reconnaître par
le retour de l'appétit. Parfois, cependant, la gangrène
ayant continué à s'étendre, Armknecht fut forcé de faire
de nouvelles incisions.

Il est étonnant de voir avec quelle rapidité le pansement à la glycérine ichtyolée fait disparaître l'œdème et la

coloration de la peau, même si l'incision n'a été faite que vingt-quatre heures après le début de cette complication. Armknecht a observé ce fait d'une façon remarquable dans le cas suivant. — Gangrène gazeuse dans une fracture compliquée du haut de la cuisse. Quarante-huit heures après la blessure, l'œdème et la coloration de la peau ont envahi tous les tissus jusqu'à l'ombilic. Les ganglions inguinaux sont gonflés. L'état général est très mauvais. La température est élevée, etc. L'état est tel qu'une amputation semble devoir n'avoir pas de succès. Après des incisions étendues jusque sur le haut de la cuisse et après des pansements ichtyolés jusque sur les côtes, tous ces symptômes graves disparaissent en peu de jours.

Armknecht a soigné ainsi douze cas en partie graves de gangrène gazeuse. Tous ont guéri. Ce qui a permis à Armknecht de dire que la gangrène gazeuse avait perdu sa réputation épouvantable. Il ajoute qu'il a fait, avec succès, un ample emploi de glycérine ichtyolée sur toutes les blessures étendues et souillées des parties molles. Il a eu ainsi souvent l'impression que l'ichtyol a une action spécifique directe sur les plaies infectées. Il préfère, en conséquence, ce traitement à la médication par le baume du Pérou, qui, d'ailleurs, coûte beaucoup plus cher (1 kilo de baume du Pérou coûte 25 francs, tandis que 1 kilo de glycérine ichtyolée ne coûte que 5 francs).

Seefish dit qu'aussitôt que l'on constate la crépitation et le bruit de raclage du rasoir, il faut faire une incision simple jusqu'aux parties saines. On fait ensuite une irrigation de la plaie avec de l'eau oxygénée, ce qui permet parfois d'arrêter la gangrène menaçante. Dans un cas, Seefish a réussi par ce procédé à éviter une amputation. Il s'agissait d'une gangrène gazeuse qui, provenant d'une désarticulation du pied avec suture immédiate faite par la compagnie sanitaire, menaçait de s'étendre jusqu'au genou.

D'après Seefish, le traitement doit être radical, mais il ne faut pas sans nécessité aller trop loin. Le traitement doit être différent, s'il existe ou non déjà de la gangrène.

Si la nécrose n'existe pas encore, il faut faire de très larges incisions allant jusqu'à l'aponévrose. Ces incisions doivent dépasser les parties malades et s'étendre de quelques centimètres sur les parties saines. En faisant ces incisions, on doit avoir pour but non seulement d'ouvrir les foyers d'infection, ce qui a son importance, mais encore de créer des voies par lesquelles on puisse faire arriver en abondance l'oxygène sur le tissu cellulaire sous-cutané malade. Cela doit être le but principal de l'intervention, et, pour atteindre ce but, il ne suffit pas évidemment de faire de simples scarifications ou de nombreuses petites incisions. Cette méthode des petites incisions est employée par beaucoup de chirurgiens militaires. Elle explique les très mauvais résultats que ces médecins ont obtenus.

Y a-t-il gangrène? Il ne faut pas pour cela songer de suite à une amputation rapide. Avant de s'y résoudre, il faut faire de grandes incisions jusqu'au-dessus de la partie où des gaz se sont développés. En agissant ainsi, Seefish a toujours obtenu de bons résultats. La fièvre disparaît rapidement, souvent même pendant le premier pansement sec, aseptique.

Faut-il maintenant se résoudre à l'amputation ? Wullstein a conseillé, avec raison, de ne sacrifier que l'indispensable et d'amputer dans la région de l'œdème. Seefish, qui a toujours agi ainsi, est naturellement de l'avis de Wullstein. Au début, il faut amputer dans la région de l'œdème, cela n'a aucune influence pour le résultat. Lorsque la gangrène gagne largement les parties supérieures, lorsqu'elle envahit toute la cuisse, lorsqu'elle s'étend même jusqu'au-dessus du bassin, il suffit de faire une grande incision et de la remplir de mousseline ichtyolée.

Seefish insiste énergiquement pour que l'on ne se contente pas de faire une simple amputation linéaire, sans lambeaux. Il vaut mieux, selon lui, s'occuper, dès la première intervention, de la fabrication du moignon. En ne faisant qu'une simple amputation linéaire, il a été obligé de laisser en Belgique des amputés avec des moignons coniques ou même avec des extrémités osseuses faisant issue à travers les parties molles, ce qui n'avait rien de chirurgical. Aussi, plus tard, fit-il des manchettes *lege artis*. Il commença d'abord timidement, à faire la suture des parties molles, en laissant toutefois un gros drain pendant cinq à six jours, au maximum pendant huit jours. Puis ce procédé devint pour lui une méthode. En agissant ainsi, il laissait des amputés avec un bon moignon en voie de guérison. L'amputation pouvait guérir avec une cicatrice linéaire. Le transport de ces opérés devenait facile au bout de peu de temps, et après des gangrènes gazeuses graves, on n'avait pas à faire une deuxième amputation.

L'on sait quelle valeur possède chaque centimètre de plus dans un moignon et quelle importance ce centimètre acquiert quand il s'agit plus tard de gagner son pain, surtout si ce centimètre permet de conserver une grande articulation, coude ou genou. Aussi doit-on faire les amputations le plus bas possible et surtout éviter les réamputations par lesquelles le blessé perdra encore forcément pas mal de centimètres de son membre. Sans même tenir compte de l'âme humaine, il n'est pas bon de prolonger de beaucoup la durée pour la guérison.

En conséquence, l'on devra donc tailler ses lambeaux et se contenter de les soutenir par quelques points de suture et de les maintenir par des bandes de sparadrap, pour éviter plus tard un affrontement défectueux. On fera ensuite un pansement minutieux, en ayant bien soin de laisser un écoulement facile aux sécrétions de la plaie opératoire.

Les grandes incisions dans l'étendue de la gangrène gazeuse ont comme résultat la disparition de l'emphysème sous-cutané. Au bout de quatre à cinq jours, après le premier pansement, la peau retourne à son état normal. Les blessures qui, au début, étaient béantes se couvrent rapidement de bonnes granulations. Elles ne tardent pas à guérir sans grande sécrétion et sans nécessiter une suture après coup. Il existe une différence caractéristique entre la gangrène gazeuse que l'on observe en temps de

guerre, gangrène offrant peu de suppuration avec la production de gaz et celle que l'on rencontre en temps de
paix, cette dernière présentant toujours une suppuration
claire, incolore et abondante.

Dans les hôpitaux de campagne, là où par suite de
l'énorme affluence de blessés il y a un travail considérable, on doit traiter les gangrènes gazeuses par l'oxygène.

Seefish a soigné douze cas très graves de gangrène
gazeuse. Aucun de ces blessés n'est mort. La plupart
d'entre eux ont guéri promptement et ont pu, après quelques semaines, être renvoyés à leur domicile.

Du travail de Seefish, il résulte que la gangrène
gazeuse, que l'on soigne sur le champ de bataille surtout
comme complication de plaies par projectiles d'artillerie,
se termine la plupart du temps par la mortification des
tissus. Mais son pronostic, même si la production de gaz
se fait sur une grande étendue, n'est pas aussi mauvais
qu'on pourrait le croire, à condition que l'on puisse pratiquer immédiatement de grandes incisions jusque dans les
parties saines. On doit faire l'amputation dans le voisinage
des limites de la gangrène et, du même coup, établir un
moignon utile. Aussitôt que possible, on fera une suture
secondaire des lambeaux, même dans la première semaine
qui suivra l'opération. Une gangrène gazeuse diagnosti-
quée de bonne heure et soignée par de grandes incisions
ne doit pas entraîner la mortification des parties atteintes.

Schlœsmann, comme indications thérapeutiques, a établi les règles suivantes : inciser les parties atteintes en ne
tenant compte de rien. Les tissus envahis par les anaéro-

bies doivent, le plus possible, être mis en contact direct
avec l'air pour entraver le développement de ces bacilles.
Dans ce but, par des incisions multiples, on devra tailler
de grands lambeaux dans le territoire malade. On devra
également, dans les muscles et dans les intervalles profonds entre les muscles, faire avec le doigt de fortes
ouvertures, éviter les vaisseaux sanguins et les vaisseaux
lymphatiques, supprimer les faisceaux musculaires atteints,
sans s'occuper des troubles fonctionnels consécutifs. En
un mot, faciliter l'accès de l'air pour tous les tissus
malades situés profondément. Éviter, en conséquence, les
tampons qui, adhérant vite aux tissus morts, forment
ainsi une barrière contre l'introduction de l'air et placer,
au contraire, beaucoup de drains dans les intervalles des
tissus.

Si le traitement n'est pas commencé aussitôt, il ne faut
pas tarder longtemps à amputer le membre. Cela est déjà
une question de vie ou de mort. Cette amputation devra
être pratiquée dans des tissus sains, aussi loin que possible des tissus infectés pour empêcher que l'infection
gazeuse n'envahisse le tronc.

Schlœssmann, comme traitement postopératoire des
plaies, laisse ces plaies complètement à ciel ouvert sans
appliquer aucun pansement. Ces plaies se sèchent très
rapidement, l'odeur infecte disparaît vite et le pronostic,
d'abord très mauvais, devient bientôt bon.

Le principe du traitement doit être de permettre dans
les foyers d'infection l'entrée la plus abondante possible
de l'air qui transforme la gangrène humide en nécrose

sèche. L'emploi dans ce but de l'oxygène pur n'a pas
encore été tenté.

Payr considère comme très important d'établir le diagnostic entre la forme bénigne et la forme maligne de la
gangrène gazeuse, car le traitement est entièrement différent suivant que l'on se trouve en présence de l'une ou
de l'autre de ces formes.

Forme bénigne. — Dans la forme sus-aponévrotique
que d'après ses nombreuses observations Payr considère
comme une forme bénigne, on peut par de nombreuses
incisions cutanées enrayer la maladie et, par suite, conserver le membre malade. Parfois, cependant, il arrive que
de grands lambeaux de peau situés entre les incisions se
nécrosent. Il faut alors faire des greffes cutanées étendues
pour suppléer à ces pertes de peau.

Pour traiter les cas à forme bénigne, Payr fait donc de
nombreuses incisions de 2 à 3 centimètres de longueur,
incisions allant en profondeur jusqu'à l'aponévrose. Dans
un cas où la gangrène gazeuse avait envahi toute la jambe
et la moitié de la cuisse, Payr fit plus de vingt incisions.
Le retour à l'état normal se fit avec une rapidité et une
sûreté qu'il fut très facile de constater. Un jour après ces
incisions, le gonflement du membre avait disparu à la
surprise de Payr, la coloration rouge cuivre fut plus
longue à disparaître. Il est, en effet, facile à comprendre
que la résorption des matières colorantes du sang qui
ont diffusé dans les tissus doit exiger plus de temps
pour s'effectuer. Après ces incisions, la fièvre disparaît
promptement. Il ne se fait de sécrétion purulente que le

quantum nécessaire pour l'expulsion du tissu adipeux sous-cutané nécrosé, ou pour l'élimination d'aponévrose gangrenée. Cette secrétion purulente amène alors plusieurs jours après les incisions une nouvelle élévation de température. L'on doit appliquer le même traitement à la gangrène gazeuse quand elle se développe sur le tronc, au lieu d'attaquer les membres.

Il faut donc faire de nombreuses incisions éloignées les unes des autres d'environ deux à trois doigts, et cela dans le sens des plis de la peau. Il n'y a pas à s'occuper de l'hémostase, même si quelques vaisseaux saignaient un peu fort. La plus grande partie des incisions, sinon toutes, guérissent parfaitement, abstraction faite de la complication signalée précédemment. Lorsqu'il s'agit de blessures étendues, anfractueuses, fortement souillées, blessures des muscles s'accompagnant d'empâtement et de mauvaise odeur, Payr a suivi le conseil de Friedrich; il a excisé les blessures fraîches six ou huit heures après le traumatisme et même plus tard; il a pu ainsi prévenir l'apparition de la gangrène gazeuse. Il n'y a aucun danger en faisant de nouvelles surfaces de plaie, de créer de nouvelles portes d'entrée pour les microbes.

Forme maligne. — Le traitement de la forme maligne est entièrement différent de celui de la forme bénigne. Si on la chance d'être appelé à soigner un de ces cas au début, on doit faire les incisions le plus largement possible à travers la peau, et jusque dans les espaces intermusculaires on doit laisser ces plaies largement ouvertes et saignant fortement. On les lave avec de l'eau oxygénée.

S'il y a fracture par arme à feu, il faut ouvrir largement le foyer de la fracture et veiller à ce que les produits de sécrétion trouvent une issue très facile. Si l'on est appelé un peu plus tard et si l'on constate déjà un changement défavorable de l'état général, il faut aussitôt se résoudre à l'amputation ou à la désarticulation. Il faut pratiquer ces opérations dans un territoire anatomique paraissant, sain et surtout il faut ensuite soigner les plaies opératoires à ciel ouvert. Si l'on méconnaît la forme maligne profonde, si l'on ne pratique pas des incisions très profondes, si on ne libère pas les espaces intermusculaires ni les cavités lymphatiques autour des faisceaux musculaires, ou bien si on recule devant une opération radicale, on marche rapidement vers une issue fatale. Il ne faut pas non plus se laisser séduire par des symptômes en apparence graves de la gangrène gazeuse sous-cutanée, superficielle, et se laisser alors entraîner à une intervention mutilante ; cette conduite ne serait basée sur aucune indication.

Tels sont les travaux parus en Allemagne sur la gangrène gazeuse. Nous n'avons pas parlé des travaux français et étrangers sur cette même question, nous nous sommes contenté de la terminologie allemande, notre but étant simplement de faire connaître au public médical français l'état de la question en Allemagne, état actuellement mal connu en France, par suite de la rupture de toute relation. *Et nunc erudimini gentes.*

RÉSUMÉ

La gangrène gazeuse, complication fréquente des plaies par projectiles d'artillerie, est due à la présence et au développement du bacille anaérobie de Fraenkel. Elle coïncide parfois avec le tétanos.

Elle se diagnostique par la présence de vésicules gazeuses, par la crépitation sous-cutanée (raclage avec un rasoir), par les modifications de coloration de la peau et enfin par la radiographie.

Elle détermine souvent une sepsie mortelle (ictère, dyspnée énorme, diarrhée, etc.)

On distingue une forme sus-aponévrotique ou bénigne et une forme sous-aponévrotique ou maligne.

La première sera soignée par des injections d'oxygène, ou mieux, par de nombreuses incisions et pansements à l'eau oxygénée ou à la glycérine ichtyolée à 10 p. 100.

La seconde, par des incisions très profondes et par l'eau oxygénée, et, si les phénomènes sont trop avancés ou trop graves, par l'amputation. On peut, dans ce cas, au lieu de la simple amputation linéaire faire une amputation à manchettes ou à lambeaux, mais, en pansant la plaie opératoire à ciel ouvert et en ne pratiquant les sutures que quelques jours plus tard.

BIBLIOGRAPHIE [1]

ARMKNECHT (WALTER) (Worms). — *Beitrag zum Wesen und zur Therapie des Gasphlegmone. M. m. W.*, n° 13, p. 453. (Contribution à la nature et au traitement de la gangrène gazeuse.)

BINGOLD (Nuremberg), — *Gasbazillensepsis. M. m. W. et D. m. W.*, n° 7, p. 265. (Sepsie par les gazbacilles.)

— *Das klinische Bild der Puerperalinfektion durch Bac. phleg. emph. Berl. z. Klin. d. infekt. Krkh*, 1914. (Le tableau clinique de l'infection puerpérale par le bacille de Fraenkel.)

Sir ANTHONY BOWLBY and ROWLAND. — *British medical journal*, 28. XI. 1914. *D. m. W.*, p. 320.

BUSCH. — *Zur Diagnose und Therapie der Gasphlegmone. D.m.W.*, 1914, et *M. m. W.*, 1. 1915. (Sur le diagnostic et le traitement de la gangrène gazeuse.)

MARIE DIRKS. — *Gasphlegmone nach kriminellen Abort. Zentralbltt. fur Gynekologie*, 5.1915, *M. m. W.*, 7, p.229. 1915. (La gangrène gazeuse dans les avortements criminels.)

FRAENKEL (Berlin). — *Ueber Gasgangrün M. m. W.*, 45. 1914. (Sur la gangrène gazeuse.)

— *Ueber die Verwendung des Wasserstoffsuperoxyds bei der Wundbehandlung. D. m. W.*, 3, p. 66. 1915. (De l'emploi de l'eau oxygénée dans le traitement des plaies.)

1. Quelques-uns de ces travaux (Bingold, Seefish, Payr, etc.) ont été traduits presque entièrement dans ce mémoire). — *M. m. W.* = *Munchener medizinische Wochenschrift.* — *D. m. W.* = *Deutsch medizinische Wochenschrift.*

— 64 —

Franke. — *Ueber einige Falle von Gasphlegmone*, M. m. W., 45. 1914. (Sur quelques cas de gangrène gazeuse.)

Freund. — *Ueber Behandlung gangränoser Wunden mit kunstlichen Magensaft.* Soc. méd. Vienne, 10 déc. 1914. M. m. W., p. 56. 1915. (Sur le traitement des plaies gangréneuses par le suc gastrique artificiel.)

Hans Albrecht. — *Kriegschirurgishe Erfahrungen aus dem Feldlazarett.* M. m. W., 13, p. 463. 1915. (Expériences de chirurgie de guerre à l'hôpital de campagne.)

Kayser Paul. — *Erfahrungen des Feldlazarett 6 des VI Armeekorps.* D. m. W., p. 400. (Expériences à l'hôpital de campagne 6 du 6ᵉ corps d'armée.)

Kolliker et Basl. — *Verletzungen durch Granatsplitter,* M. m. W. 6. 1915. (Blessures par éclats d'obus.)

Pʳ Madelung (Strasbourg). — *Kriegsartliche Erfahrungen in England und Frankreich.* M. m. W. 11. p. 305. 1915. (Pratique de médecine de guerre en Angleterre et en France.)

Martens. — *Rontgendiagnostik des Gasphlegmone.* Ber. arztl. Ges., Berlin, 5 mai 1915. D. m. W., 24. 1915. (Le diagnostic de la gangrène gazeuse par les rayons X. — Soc. médic. Berlin.)

Monckenberg. — *Pathologish-anatomische Beobactungen aus Reservelazaretten.* M. m. W., 2.1915. (Recherches anatomo-pathologiques d'hôpitaux de réserve.)

Payr. — *Ueber Gasphlegmone im Kriege.* M. m. W., 2.1915 et D. m. W., 3. (Sur la gangrène gazeuse à la guerre.)

Schloessmann. — *Ueber Gasphlegmone und Gasgangrän.* (Soirs médicaux des médecins militaires de Tubingen, 6 oct. 1914). — M. m. W., 44. 1914. (Sur le phlegmon gazeux et la gangrène gazeuse.)

Schuler. — *Zum Krankheitsbild der Puerperaleninfektion mit dem E. Fraenkelschen Gasbacillus.* M. m. W., 48. 1914. (Le tableau clinique de l'infection puerpérale par le bacille de Fraenkel.)

Schwarz. — *Erkembarkeit des Gasphlegmone in Rontgenbild.*
W. Kl. W., 4. — D. m. W., p. 267. — M. m. W., 7.
1915.(Diagnostic de la gangrène gazeuse par les rayons
Rœntgen.)

Seefisii. — *Die Gasphlegmone im Feld.* D. m. W., 9. 1915. (La
gangrène gazeuse en campagne.)

Sudeck. — *Ueber die Wundinfektionen des Krieges.* Société médicale de Hambourg. Séance du 20 oct. 1914. M. m. W.,
46. 1914. (Sur les infections des plaies en temps de
guerre.)

— *Die Behandlung der Gasphlegmone mie Sauerstoffeinbla-
sung.* — Med. Kl., 47. — M. m. W., 47. (Le traitement
de la gangrène gazeuse, avec des insufflations d'oxygène.)

Tietze et Korbsch. — *Ueber Gasphlegmone.* D. m. W., 48. —
M. m. W., 50. 1914. (Sur le phlegmon gazeux.)

— *Zum Kapitel der Gasphlegmone, Gasphlegmone der pia-
mater.* D. m. W., 12. 1915. (Au sujet de la gangrène
gazeuse de la pie-mère.)

Wullstein (et divers). — *Kriegsaerztlicher Abend in Lille.*
M. m. W., p. 142. 1915. (Soirs médicaux militaires à
Lille.)

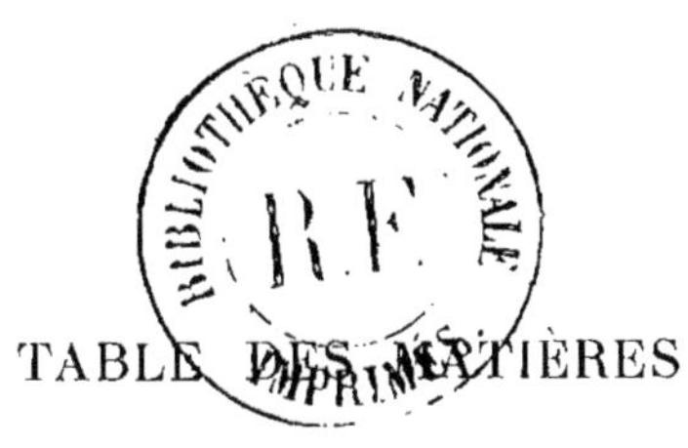

TABLE DES MATIÈRES

Imprimerie de J. Dumoulin, à Paris.

www.ingramcontent.com/pod-product-compliance
Ingram Content Group UK Ltd.
Pitfield, Milton Keynes, MK11 3LW, UK
UKHW021648130726
13696UKWH00004B/1483